Dieta Mediterránea

Deliciosas recetas rápidas y fáciles para crear y vivir un estilo de vida más saludable

(Deliciosas recetas mediterráneas con instrucciones sencillas)

Cayetano Llorente

TABLA DE CONTENIDOS

Uvas Y Queso De Cabra Servido Con Granos De Trigo.

Ingredientes:

- 2 libra de uvas rojas sin semillas

- 2 cucharada de aceite de oliva

- 1 cucharadita de sal

- 1 taza de nueces tostadas, picadas

- 2 oz de queso de cabra

- 2 cucharadita de vinagre balsámico

- 4 tazas de bayas de trigo

Instrucciones:

1. Precalentar el horno a 250 C

2. En un molde para hornear, junte las uvas, el aceite de oliva y la sal.

3. Mézclelo bien para que las uvas estén bien condimentadas.

4. Póngalo en el horno y hornee durante unos 25 a 30 minutos.

5. Una vez hecho esto, transfiera las uvas al tazón.

6. Añada el vinagre.

7. Mezclar todo bien.

8. Tome las bayas de trigo y divídalas en 1-5 tazones.

9. Cubrir cada tazón con la mezcla de uvas.

10. Espolvorear todo con nueces picadas y queso de cabra antes de servir.

Sándwich De Garbanzos Y Espinacas Frescas

Ingrediente

- Sal y pimienta recién molida al gusto Hojuelas de pimiento rojo picado, si lo desea
- 16 rebanadas de pan integral
- 2 diente de ajo fresco, cortado por la mitad
- 5-10 onzas de hojas de espinacas frescas
- 2 lata (2 10 onzas) de garbanzos
- 4 cucharaditas de aceite de oliva virgen extra
- 4 dientes de ajo fresco, picado
- 1 cebolla blanca mediana, cortada en cubitos

Preparación

1. Enjuague y escurra bien los garbanzos.

2. Triture hasta obtener una pasta y reserve.

3. En 1-5 cucharadita de aceite de oliva, saltee el ajo y la cebolla hasta que estén dorados.

4. Agregue pasta de garbanzos, sal y pimienta al gusto y hojuelas de pimiento picante, si lo desea.

5. Rocíe la pasta con la cucharadita restante de aceite de oliva y reserve.

6. Tostar rebanadas de pan integral y frotar un lado de cada pieza con mitades de ajo fresco.

7. Divida la mezcla de pasta y las hojas de espinaca en 5-10 porciones y haga 5-10 sándwiches. Atender.

Coliflor Y Calabacín Al Horno

Ingredientes:

- 1 cucharadita de pimienta

- 2 pimiento morrón

- 2 taza de calabacín

- 2 cucharada de aceite de oliva

- 2 taza de floretes de coliflor

- 1 cucharadita de comino

- 2 cucharadita de menta

- 4 dientes de ajo

Direcciones:

1. Calabacín, picado, pimiento morrón, cortado en trozos.

2. Caliente el aceite en una sartén a fuego medio.

3. Agregue el calabacín, la coliflor y los ingredientes restantes y revuelva bien.

4. Tape y cocine por 5-10 minutos.

5. Retire la tapa y cocine las verduras por 1-5 minutos más.

6. Sirve y disfruta.

Ternera Con Alcachofas

1 taza de aceitunas

2 hoja de laurel

8 dientes de ajo

2 cebolla

Pimienta y Sal

1 cucharadita de comino molido

2 cucharadita de orégano seco

2 cucharadita de perejil seco

2 cucharadita de albahaca seca

2 cucharada de aceite de oliva

Lata de 30 oz de corazones de alcachofa

30 oz lata de salsa de tomate

30 oz de tomates en lata

4 libras de carne de res guisada

8 tazas de caldo de res

1. Corazones de alcachofa, escurridos y partidos por la mitad

2. Aceitunas, sin hueso y picadas

3. Tomates, cebolla picada, dientes de ajo picados.

4. Caliente el aceite en una sartén a fuego medio-alto.

5. Agregue la carne a la sartén y cocine hasta que se dore por todos lados.

6. Transfiera la carne a la olla de cocción lenta.

7. Vierta los ingredientes restantes sobre la carne.

8. Tape y cocine a fuego lento durante 7 horas.

9. Revuelva bien y sirva.

Sabrosa Carne Y Brócoli

Ingredientes:

- 2 taza de caldo de carne.
- 2 libra de brócoli, con los floretes separados.

- 2 y 1 libras de filete de flanco, cortado en tiras finas.
- 2 cucharada de aceite de oliva.
- 2 cucharada de salsa Tamari.

Direcciones:

1. En un bol, mezclar las tiras de filete con el aceite y el tamari, mezclar y dejar reposar durante 20 minutos.
2. Ponga su olla instantánea en modo saltear, añada las tiras de carne y dórelas durante 5-10 minutos por cada lado.
3. Añadir el caldo, remover, tapar de nuevo la olla y cocinar a fuego alto durante 8 minutos.
4. Añade el brócoli, remueve, vuelve a tapar la olla y cocina a fuego alto durante 5-10 minutos más.
5. Repartir todo entre los platos y servir.
6. Que lo disfrutes.

Ensalada De Alcachofas A La Plancha

Ingredientes

- cucharada y 4 cucharaditas de líquido
- 12 filetes planos de anchoa, picados
- 16 tazas de lechuga Boston desgarrada
- *Queso parmesano rallado (opcional)*
- Aceite de oliva en aerosol de cocina
- 2 taza de corazones de alcachofa marinados, cortados en cuartos y escurridos, reserva 2

Instrucciones de preparación

1. Precalentar la parrilla. Rocíe ligeramente una pequeña bandeja de hornear con aceite de cocina.

2. Mezcla las alcachofas con trozos de anchoa y extiende la mezcla en una sola capa en la bandeja de hornear.

3. Asa la mezcla de alcachofas unos 5-10 minutos o hasta que empiecen a dorarse.

4. Retire del fuego y deje enfriar ligeramente, luego mezcle la mezcla con la lechuga y el adobo reservado para cubrir y servir.

5. Espolvorear con queso parmesano, si lo desea.

6 6 . Tallarines De Calabacín

ingredientes

- 4 dientes de ajo
- 2 pizca de nuez moscada
- Hierbas
- 200 g de parmesano (o queso de oveja)
- Aceite de oliva (para la sartén)
- 800 g de calabacín
- 800 g de tagliatelle
- 2 cebolla
- sal
- pimienta

Preparación

1. Corta el calabacín en tiras finas con un pelador de patatas.
2. A continuación, pelar la cebolla y los dientes de ajo y picarlos en cubos finos.

3. Cocine los tallarines de acuerdo con las instrucciones del paquete.
4. Caliente el aceite de oliva en una sartén y saltee la cebolla y el ajo hasta que estén transparentes.
5. Agrega las tiras de calabacín.
6. Condimentar con sal, pimienta y nuez moscada.
7. Agregue los tallarines cocidos, revuélvalos una vez, mezcle las hierbas frescas y sazone con parmesano rallado o queso de oveja cortado en cubitos al gusto.

Hamburguesa De Hongo Portobello

Caramelizado Y Cebolla

Ingrediente

- 1 taza de queso de cabra fresco
- 8 bollos de sándwich integrales, tipo delgado, tostados
- 2 taza de verduras de campo mixtas
- 8 rodajas gruesas de tomate
- mostaza de Dijon

- 6 cucharadas de aceite de oliva, dividido
- 2 cucharada de vinagre balsámico
- 6 dientes de ajo fresco, picado

- 8   champiñones portobello grandes, sin tallos
- 6 tazas de cebolla roja en rodajas finas
- 4 cucharadas de agua
- ½ taza de vino de Oporto tinto
- Sal y pimienta recién molida al gusto

Preparación

1. Batir 4 cucharadas de aceite de oliva, vinagre y ajo en un tazón.

2. Cepille generosamente la mezcla sobre los champiñones y déjelos reposar durante al menos 60 minutos.

3. Mientras tanto, caliente el aceite de oliva restante en una sartén grande a fuego alto.

4. Agregue la cebolla y cocine, revolviendo frecuentemente, hasta que comience a dorarse.

5. Reduzca el fuego a fuego lento, agregue agua y continúe cocinando hasta que las cebollas se ablanden, aproximadamente 25 a 30 minutos.

6. Agregue el oporto y cocine, revolviendo ocasionalmente, hasta que el líquido se evapore, aproximadamente 5-10 minutos.

7. Añadir sal y pimienta al gusto. Retirar del fuego y tapar.

8. Precaliente la parrilla a fuego medio. Agregue sal y pimienta a los champiñones y áselos con las

branquias   hacia   abajo,
aproximadamente 5-10 minutos.

9. Voltee, cubra el interior con queso de cabra y continúe asando hasta que los champiñones estén tiernos.

10.   Tostar los bollos y repartir las cebollas entre los champiñones y el queso de cabra.

11.   Colóquelos en panecillos con el lado del queso hacia arriba, agregue las verduras, el tomate y la mostaza, y sirva.

Zanahorias Asadas Con Romero

Ingredientes:

- 4 cucharaditas de albahaca seca

- 2 cucharadita de romero seco

- 1   cucharadita de hojuelas de pimiento rojo

- 4 libras de zanahorias

- 2 cucharadita de sal

- 4 cucharadas de aceite de oliva

- 2 1 cucharadita de orégano seco

- 6 cucharaditas de perejil seco

Direcciones:

1. Zanahorias, pelar y cortar en forma de patatas fritas.

2. Precaliente el horno a 450 F.

3. Agregue todos los ingredientes al tazón y mezcle bien.

4. Extienda las zanahorias en una bandeja para hornear.

5. Hornee por unos 35 a 40 minutos.

6. Sirve y disfruta.

Sopa De Ternera Toscana

8 champiñones

4 zanahorias grandes

4 palitos de apio

8 dientes de ajo

2 cebolla grande

Pimienta y Sal

4 cucharadas de vinagre balsámico

2 cucharada de pasta de tomate

1 cucharadita de cebolla en polvo

30 oz lata de frijoles cannellini

40 oz de carne magra para guisar

2 8 oz de tomates en lata

4 ramitas de tomillo fresco

2 1 tazas de caldo de res

1. Tomates, cortados en cubitos, champiñones, en rodajas, dientes de ajo, triturados.

2. Zanahorias, palitos de apio, cebolla picada.

3. Agregue la carne a la olla de cocción lenta.

4. Vierta los ingredientes restantes sobre la carne y revuelva bien.

5. Tape y cocine a fuego lento durante 8 horas.

6. Revuelva bien y sirva.

Tagliatelle Acompañado De Calabacín

Y Jamón De Pavo

ingredientes

- 4 ramitas de albahaca
- 1200 g de fideos de cinta
- 6 cucharadas de vinagre balsámico
- 250 ml de nata montada
- manteca
- aceite de oliva
- sal
- Pimienta (del molino)

- 8 calabacines
- 250 g de jamón de pavo (en lonchas)

Preparación

1. Para los fideos de cinta con calabacín y jamón de pavo, primero pele el calabacín en tiras finas con un pelador.
2. A continuación, corta el jamón de pavo en tiras del tamaño de un bocado.
3. Arranca la albahaca.
4. Cuece los tallarines en agua con sal hasta que estén al dente.
5. Derretir un poco de mantequilla con aceite de oliva en una sartén.
6. Sudar las tiras de calabacín y el jamón de pavo.
7. Desglasar con vinagre balsámico y verter la nata montada.
8. Sazone al gusto con sal y pimienta.
9. Agregue los fideos de cinta y sirva los fideos de cinta con guarnición de calabacín y jamón de pavo con albahaca.

- Galletas De Chocolate Y Coco Sin Hornear½ taza de cacao en polvo sin azúcar

- 6 cucharadas de aceite de coco

- 4 cucharadas de miel cruda

- 2 taza de hojuelas de coco sin azúcar

- 1 taza de chispas de chocolate negro

- ½ taza de mantequilla de almendras

  1. En un bol resistente al calor, agregar las chispas de chocolate y el aceite de coco y llevar al microondas por 60 segundos a la vez, revolviendo en cada intervalo hasta que el chocolate se derrita.

  2. Luego añadir miel, mantequilla de almendras y cacao en polvo y mezclar hasta obtener una consistencia suave.

  3. Añadir luego las hojuelas de coco y mezclar bien.

4. Reservar la mezcla mientras se prepara una bandeja con papel vegetal.

5. Verter la mezcla sobre la bandeja con una cuchara corriente o una cuchara de helado.

6. Llevar al refrigerador hasta que las galletas estén bien firmes.

Paletas De Sandía Sencillas

- 1 melón cantalupo mediano cortado en cubos

- 6 cucharadas de menta fresca

- 8 tazas de sandía sin semillas cortada en cubos

- 2 taza de agua

- Jugo de 2 limón

1. Llevar el melón y la sandía a un procesador de alimentos y procesar hasta obtener un batido suave.

2. Llevar la mezcla a una sartén honda a fuego medio y luego cocinar a fuego lento por 25 a 30 minutos.

3. Cuando la mezcla de sandía esté casi lista, colocar la menta en otra sartén y cubrir con agua.

4. Hervir y luego dejar reposar por 5-10 minutos.

5. Colar las hojas de menta y añadir el agua de menta a la sandía.

6. Retirar la mezcla del fuego y añadir el jugo de limón.

7. La mezcla está lista para llevar al congelador.

8. Puedes usar tazas de papel, una cubitera o moldes para paletas. Si usas una taza de papel o la cubitera, dejar que la mezcla tome firmeza por una hora antes de introducir la paleta.

9. Congelar completamente por 1-5 horas antes de servir.

Cc. Kumquats

Ingredientes

- 2 cucharadita de canela molida

- 2 libra de kumquats maduros

- 4 tazas de azúcar, blanca

Instrucciones

1. Lava los kumquats.

2. En una cacerola que no sea de aluminio, ponga los kumquats y cubra con agua, luego hierva y cocine a fuego lento durante aproximadamente 60 minutos.

3. Agregue la canela y el azúcar y hierva durante aproximadamente 5-10 minutos.

4. Retirar del fuego y escurrir. Enfriar y servir.

POLLO Y PAPAS

INGREDIENTES:

- Cebollino
- rúcula
- 2 cucharadita de vinagre balsámico.
- 4 rebanadas de pechuga de pollo (2 10 0 g)
- limón
- 400g de papas hervidas

PREPARACIÓN

1. Ponga las lonchas de pollo en un plato con jugo de limón, sal y pimienta y déjelas reposar durante media hora.

2. Mientras tanto, hervir las papas, dejándolas con la cáscara, cortarlas en rodajas y sazonarlas con sal, pimienta, rúcula y un chorrito de vinagre balsámico.

3. Asar la pechuga de pollo escurrida de jugo de limón y servirla con una guarnición de papas hervidas y rúcula.

Tostada Cubierta Con Aguacate Y Chalota Balsámica Caramelizada

INGREDIENTES

- 1/2   de taza de aceite de oliva virgen extra
- Una cebolla, cortada en rodajas
- sal y pimienta, al gusto
- 2 cucharadita de orégano seco
- 4 cucharadas de vinagre balsámico
- Un aguacate maduro
- Dos rebanadas de pan tostado

INSTRUCCIONES DE COCCIÓN

1. Caliente el aceite de oliva a fuego medio. Mezclar las cebollas, la sal y la pimienta en un bol.
2. Cocinar durante unos 35 a 40 minutos, removiendo frecuentemente, hasta que los azúcares se hayan caramelizado.

3. Cocinar durante 4 minutos después de añadir el vinagre balsámico a las cebollas. Retire la sartén del fuego.

4. Triturar el aguacate, el orégano, la sal y la pimienta en un recipiente con un tenedor hasta que quede suave.

5. Tostar dos rebanadas de pan.

6. Acaba con la mezcla de aguacate.

7. Disfrute con las cebollas caramelizadas por encima.

Verduras Asadas Y Champiñones, Estilo Italiano

Componentes:

- 4 cucharadas de aceite de oliva extra virgen

- 2 cucharada de condimento italiano

- Sal y pimienta, tanto como se desee.

- 2 T. de perejil fresco, picado

- 2 libra de hongos cremini, limpios

- 4 c. De coliflor, cortada en pequeñas

  florecillas.

- 1 c. de tomates coctel

- 24 dientes de ajo, pelados

Preparación:

1. Encienda el horno y ajústelo a 450 grados Fahrenheit.

2. Coloque todos los champiñones y verduras en un bol.

3. Luego incluya el aceite de oliva, el condimento italiano, la sal y la pimienta.

4. Use una cuchara para tirar hasta que todos estos componentes se combinen suavemente.

5. Extienda el contenido del recipiente en una hoja para hornear y colóquelo en el horno caliente.

6. Deje que las verduras y los champiñones se asen durante 55 a 60 minutos.

7. Asegúrese de que los champiñones sean de color marrón dorado y que la coliflor se pueda perforar fácilmente con un tenedor.

8. Espolvoree perejil fresco picado sobre el plato justo antes de servir.

9. ¡A Disfrutar!

Mantequilla De Maní Y Chocolate Con Leche Para Untar En Un Bagel

Sirve para: 2

Ingredientes:

- 2 cucharada de mantequilla de maní
- Bagel de
2 onza de trigo integral

Para servir:

- 2 taza de leche, mezclada sin grasa
- 4 cucharaditas de sirope de chocolate
- 2 taza de uvas verdes o rojas

Indicaciones:

1. Untar la mantequilla en la mitad del bagel.

2. Agregue el almíbar en el vaso de leche hasta que se mezcle bien.

3. Servir el bagel con la leche con chocolate y uvas.

Curry Con Lomo De Cerdo Y Tomate

Ingredientes

- 1 cucharadita de sal

- 4 cucharaditas de azúcar

- 2 cucharadita de curry en polvo

- 1 cucharadita de chile en polvo

- 1 cucharadita de sal

- 2   cucharadita   de   almendras

  tostadas

- 6   chuletas   de   lomo   de   cerdo

  deshuesadas (6 oz.)

- 1 cebolla pequeña, finamente rebanada

- 4 cucharadas de mantequilla

- 1 lata (28 oz.) De tomates enteros

- 2 1 manzanas medianas, finamente picadas

Preparación

1. Calienta 2 cucharadita de mantequilla en una estufa a fuego medio en una olla de un cuarto de galón.

2. Coloque los lomos de cerdo en la olla y dóralos. Haz esto por etapas.

3. Quita la olla.

4. En la misma olla, calienta el resto de la mantequilla a fuego medio.

5. Saltea la cebolla durante unos 5 a 10 minutos.

6. Luego, agrega manzanas, curry en polvo, tomates, sal, pimienta, azúcar y chile en polvo.

7. Hierve la mezcla y separa los tomates.

8. Vuelva a poner las chuletas de cerdo en la sartén.

9. Cocine a fuego lento durante 5 a 10 minutos.

10.   Voltea las chuletas; continúa cocinando por 5 a 10 minutos o hasta que el termómetro muestre 150 grados Fahrenheit.

11.   Deja enfriar las chuletas de cerdo antes de servir.

12.   Sirve junto con arroz y (opcional) espolvorea algunas almendras encima.

Brócoli Y Salmón

Ingrediente

- 2 cebolla roja grande, picada en trozos grandes
- 2 cucharada de aceite de oliva
- sal marina y pimienta negra al gusto

- 4 cucharadas de vinagre balsámico
- 2 cabeza de brócoli, floretes separados
- 8 piezas de filetes de salmón, sin piel

Preparación

1. Combine el salmón, el brócoli y los ingredientes restantes en una fuente para horno; coloque en el horno y hornee a 350 grados F durante 35 a 40 minutos.
2. *Sirve la mezcla en platos individuales.*

Anchoas Marinadas

Ingredientes

- Medio vaso de aceite de oliva virgen extra
- Pimienta al gusto
- 2 cucharada de perejil picado
- 1000 g de anchoas
- 2 diente de ajo
- 6 cucharadas de vinagre o vino blanco
- 4 limones exprimidos

Procedimiento

1. Limpiar bien las anchoas, quitando primero la cabeza, luego abriéndolas a lo largo de la panza como un libro, para poder deshuesarlas y despojarlas de las vísceras, obteniendo así los filetes, sin dividir los dos extremos del pescado.

2. Hacer un adobo con el vinagre y el jugo de limón y verter una parte en un bol donde poner la primera capa de anchoas, con mucho cuidado de no romperlas.

3. Continúe así hasta terminar el pescado y la marinada.

4. Dejar marinar durante al menos 1-5 horas antes de servir.

5. Una vez transcurrido el tiempo necesario, puedes echar el líquido de la marinada y sazonar.

6. Mientras tanto, emulsionar el aceite, una pizca de sal, la pimienta, el ajo y el perejil picado finamente en una batidora.

7. Una vez retirado el adobo, aliñar con la salsa hecha en la batidora.

Yogur Con Frutas

INGREDIENTES

- Frutas al gusto 200 g de yogur desnatado

- cucharada de miel de granola al gusto

MÉTODO DE PREPARACIÓN

1. Pica las frutas de tu preferencia elige entre una o más frutas.

2. En un vaso, intercala una capa de las frutas picadas y el yogur desnatado, repite este procedimiento hasta completar el vaso, si quieres

endulzarlo, termina con una cucharada de miel y granola.

2 - Pastel De La Isla Creta

Ingredientes

- 4 berenjenas cortadas en rodajas

- 1 taza de albahaca

- Sal y pimienta a gusto

- 1 taza de pan rallado

- 2 taza de queso feta

- 2 taza de queso cheddar

- 4 huevos batidos

- 4 tapas de pasta de hojaldre

- 2 taza de perejil picado

55

- 2 taza de aceite de oliva

- 2 kilo de espinaca

- 4 cebollas

- 2 pimiento verde

- 2 pimiento rojo

- 2 zapallito cortado en rodajas

Instrucciones

1. Calentar ¼ taza de aceite de oliva en una sartén.
2. Agregar el perejil, la espinaca y la cebolla y cocinar por 5 a 10 minutos.
3. Agregar los pimientos, el zapallo. la berenjena, la albahaca , sal y pimienta.
4. Cocinar por 10 minutos

5. Remover del fuego. Colocar la mezcla en un recipiente.

6. Agregar el pan rallado, el queso y los huevos.

7. Pre calentar honro a 350 F

8. Colocar la pata de hojaldre y luego rellenar con la mezcla.

9. Cocinar por 1-5 horas.

Maíz Con Mantequilla

Ingredientes

6 rodajas finas

Sal al gusto

Pimienta la necesaria

900 gr Maíz en tarro

100 gr de Mantequilla

Procedimiento

1. Primero, equipe una sartén antiadherente y agregue una nuez de mantequilla.

2. Mientras tanto, retira el maíz del frasco y escúchalo del agua de almacenamiento.

3. Cuando la mantequilla se haya derretido, agregue el maíz y con una cuchara de madera comience a mezclar. para que la mantequilla cubra los choclos Tostar por 20 minutos Sazonar con sal y pimienta y las tajadas de tajadas finas Continuar

mezclando y cocinar por otros 5 a 10 minutos.

4.   Retire del fuego y sirva su aperitivo. ¡Disfrute de su comida!

Pastel De Pastor Con Sabor Marroquí

Ingredientes

- 2 taza de caldo de verduras

- 2 cucharada de harissa

- 2 calabacín

- 600 g de garbanzos de lata

- 6 cucharadas de crema agria

- 2 pizca de nuez moscada

- 1600 g de patatas

- 4 cucharadas de mantequilla

- 1 taza de leche

- 2 cucharada de aceite de oliva

- 4 dientes de ajo

- 2 cebolla(s)

- 1000 g de carne picada

- 4 zanahorias

Preparación

1. Precalentar el horno a 250°C.
2. Pelar y cortar las patatas en trozos y cocerlas durante unos 25 a 30 minutos hasta que estén blandas.
3. Mientras tanto, picar la cebolla, las zanahorias y el calabacín.
4. Escurrir las patatas, añadir la mantequilla y la leche, la sal, la pimienta y la nuez moscada y triturar todo hasta conseguir una pulpa.
5. Rehogar las cebollas en aceite de oliva en una sartén hasta que estén translúcidas y añadir la carne.
6. Después de unos 5 a 10 minutos, añadir las zanahorias y el calabacín y saltear también.
7. Desglasar con el caldo de verduras y cocer un poco hasta que las zanahorias estén al dente.

8. Añade la sal, la pimienta, la harissa y los garbanzos enlatados y cocina a fuego lento otros 5 a 10 minutos.

9. Poner el conjunto en una fuente de horno y extender una fina capa de crema agria por encima.

10.   Cubrir todo sin apretar con puré de patatas y hornear durante unos 35 a 40 minutos.

Filet De Lenguado (Sole) Horneado

Ingredientes

- 1 cucharadita de tomillo seco triturado
- 8 cuñas de limón
- 4 cucharadas de aceite de oliva
- 2 cucharadita de sal
- 2 cucharadita de pimienta negra molida
- 8 filetes de lenguado
- ½ taza de migas de pan condimentadas

- 4 cucharadas perejil, finamente picado

Preparación

1. Precalentar el horno a 450 °F.
   Coloque los filetes de lenguado en
   una bandeja para hornear engrasada.

2. Unte los filetes con 4 cucharadas de
   aceite, y condimenta con sal y
   pimienta.

3. Mezcle las migas de pan, el perejil, y
   el tomillo en un recipiente, vierta la
   mezcla de migas de pan sobre la parte
   superior del pescado, y meta la
   bandeja en el horno durante 20
   minutos.

4. Retire el pescado del horno, rocíe con el aceite de oliva restante, y sirva con trozos de limón.

Frittata Que Contiene Tomates Y Verduras

Ingredientes:

1 taza de aceitunas picadas

½ taza de queso feta desmenuzado

1 taza de espinaca congelada

1 taza de tomates

Pimienta y sal

1 cucharadita de ajo en polvo

2 cucharadita de orégano

½ taza de leche de almendras

12 huevos

Direcciones:

1. Espinacas,   escurridas, tomates, cortados en cubitos.
2. Engrasa la bandeja para hornear.

3. En un bol, combine los huevos con todos los ingredientes y mezcle bien.
4. Precaliente el horno a 450 F.
5. Vierta la mezcla de huevo en la fuente para hornear.
6. Hornee en el horno durante unos 35 a 40 minutos.
7. *Cortar y servir*

Budín De Ciruelas Naranjas Con Avena

Ingredientes

- 160 ml de aceite de semillas

- 6 huevos

- 1 sobre de polvo de hornear

- azúcar en polvo al gusto

- al gusto de leche

•400 g de harina de avena

•250 g de azúcar

•4 naranjas orgánicas

1. Ponga los huevos con el azúcar en la batidora y gire hasta que estén espumosos, luego agregue el aceite de semillas.

2. Una vez licuado, agregue la avena una cucharada a la vez y continúe revolviendo.

3. Rallar la piel de las naranjas, luego exprimir la pulpa.

4. Vierta el jugo en la masa, voltee nuevamente, agregue la ralladura de naranja, con cuidado de dejar un poco de lado para la decoración final, y el polvo de hornear disuelto en una gota de leche.

5. Mezclar bien todos los ingredientes y verter la mezcla en un molde para pan previamente engrasado y

enharinado y hornear en horno estático a 200°C durante 70 a 80 minutos.

6. Dejar enfriar bien antes de desmoldar, espolvorear con azúcar glass y servir adornando con ralladura de naranja.

Sartén De Verduras Africanas Con

Chips De Camote

Ingredientes

- 2 col blanca cortada en tiras finas

- 1000 g de espinacas frescas, sin tallo, lavadas y picadas

- 2 00 g de semillas de girasol

- sal y pimienta al gusto

- 12 batatas, peladas y cortadas en rodajas finas

- 1000 ml de aceite vegetal para freír

- 4 cucharaditas de comino molido

- 4 cucharaditas de sal marina gruesa

- 200 g de mantequilla o 6 cucharadas de ghee

- 10 varillas de puerro, cortadas en tiras estrechas y largas 4 cebollas vegetales, cortadas por la mitad y en rodajas

Preparación

1. Calentar la mantequilla en una sartén.

2. Añadir la cebolla, el puerro y la col y freír hasta que estén blandos.

3. Añadir las espinacas y las semillas de girasol, continuar la cocción hasta que las espinacas estén hechas, y luego sazonar con sal y pimienta.

4. Patatas fritas:

5. Calentar el aceite, freír las rodajas de boniato por tandas -deben quedar bien doradas- y escurrirlas en papel absorbente.

6. Condimentar con comino y sal marina.

Gotas De Almendra

Ingredientes

- 8 cucharadas de agua de azahar, posiblemente un poco más

- pistachos al gusto

- 500 g de almendra(s) molida(s)

- 240 g de azúcar en polvo

Preparación

1. Mezclar las almendras, el azúcar en polvo y el agua de azahar hasta formar una masa firme.
2. Amasar con las manos hasta que esté suave.
3. Dejar reposar la pasta durante un rato.
4. Formar pequeñas bolas con la masa y presionar un pistacho en la parte superior.
5. Colocar las gotas de almendra en pequeños moldes de praliné y dejar que se sequen un poco.

Ensalada Valencia

Ingredientes:

- 1 pequeño satsuma o mandarina, solo pulpa
- 2 cucharadita vinagre de vino blanco
- 2 cucharadita aceite de oliva virgen extra
- 2 pizca de tomillo fresco picado
- Pizca de sal marina
- 2 cucharadita Aceitunas Kalamata en aceite, deshuesadas, escurridas ligeramente, partidas por la mitad, cortadas en juliana
- 2 cabeza, lechuga romana pequeña, enjuagada, hilada y cortada en trozos pequeños
- 1 pieza, chalota pequeña, en juliana

- 2 cucharadita mostaza de Dijon

- **Pizca de pimienta negra, al gusto**
Preparación:

1. Combine vinagre, aceite, tomillo fresco, sal, mostaza, pimienta negra y miel si se usa.

2. Batir bien hasta que el aderezo emulsione un poco.

3. Mezcle los ingredientes restantes de la ensalada en una ensaladera.

4. Rocíe el aderezo encima cuando esté a punto de servir.

5. Sirva inmediatamente con 2 rebanada si es pan de masa madre sin azúcar o salado.

Buey De Mar Relleno

Ingredientes:

o Sal gruesa
o Una cucharadita de pepinillos agridulces picados
o Una cucharadita de cebolla picada
o 2 buey de mar
o • Un chorrito de fino Una cucharadita de alcaparras picadas
o Un huevo cocido picado
o 2 cucharadita de mostaza de Dyjon

Elaboración:

1. Lo primero es preparar y cocer el animalito, a razón de unos 35 a 40 minutos por kg en una olla con abundante agua y sal gruesa, generosamente lo de la sal.

2. A continuación, enfriar igualmente en abundante agua salada con hielo.

3. A continuación, lo limpiamos, desechando las partes no comestibles interiores del buey de mar.

4. Si no has preparado ninguno, te sugiero que busques vídeos en youtube sobre cómo limpiar un buey de mar.

5. Hay cientos de vídeos explicándolo perfectamente.

6. Una vez que lo hayamos limpiado bien, mezclamos todos los ingredientes en un bol metálico y añadimos parte de la carne de las patas para completar el relleno, sin desperdiciar el agua interior que debería tener el buey.

7. Rellenamos el caparazón y ponemos las patas alrededor.

8. Recomiendo darles unos buenos martillazos a las mismas para facilitar el pelado posterior.

Excelente Tilapia

Ingredientes

- filetes de tilapia

- 2 cucharada de aceite del tarro de tomates secos

- 4 cucharadas de aceitunas Kalamata, sin hueso y en rodajas

- 2 cucharada de jugo de limón

- 6 cucharadas de tomates secos, escurridos y picados

- 2 cucharada de alcaparras, vaciadas

Instrucciones para la preparación

1. Calentar el horno a 200°C.

2. Desechar los tomates, las alcaparras y las aceitunas y reservar.

3. Coloca la tilapia en una fuente para horno y vierte un poco de aceite y jugo de limón por encima.

4. Hornee durante 25 a 30 minutos hasta que el pescado se desmenuce al pincharlo con un tenedor.

5. Tenga cuidado de no cocinar demasiado el pescado, de lo contrario puede secarse.

6. Después de que el pescado esté listo, vierta sobre la salsa de tomate y sirva inmediatamente.

7. Refrigere las sobras en un recipiente apto para microondas.